LE PLUS

GRAND FLÉAU

DE L'HUMANITÉ

C'EST

LA PHTHISIE PULMONAIRE

MÉTHODE SIMPLE ET RATIONNELLE POUR LA GUÉRIR
SANS REMÈDE NI MÉDECIN

Ouvrage intéressant pour tout le monde

PAR LE DOCTOR

BENITO DEL RIO

DE MEXICO (MEXIQUE)

Ante omnia cura.
Avant tout la guérison
(HIPPOCRATE.)

PREMIÈRE ÉDITION

PRIX : 1 fr. 50 c.
Franco par la poste, contre 1 fr. 60 c. en timbres-poste

A PARIS
Chez l'auteur, avenue de la Bourdonnaie, 87 bis
A TARARE
BARLERIN et Cie, chimistes
Et chez tous les principaux libraires de France.

1865.

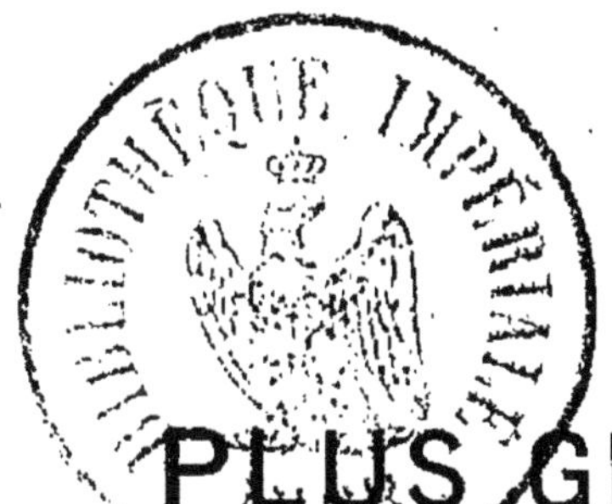

LE PLUS GRAND FLÉAU DE L'HUMANITÉ C'EST LA PHTHISIE PULMONAIRE

Roanne. — Imprimerie SAUZON, rue Impériale, 70.

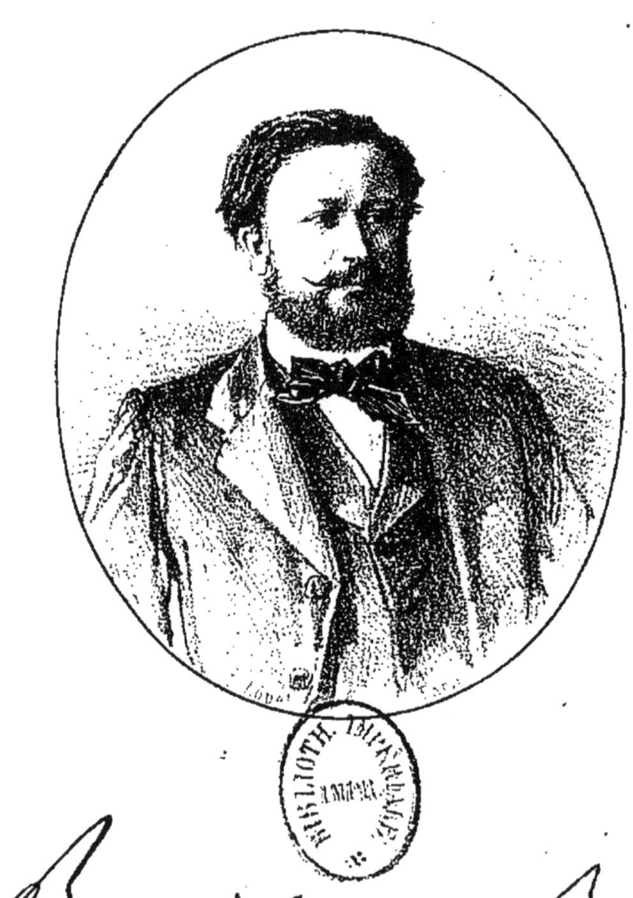

Benito del Río

LE PLUS

GRAND FLÉAU

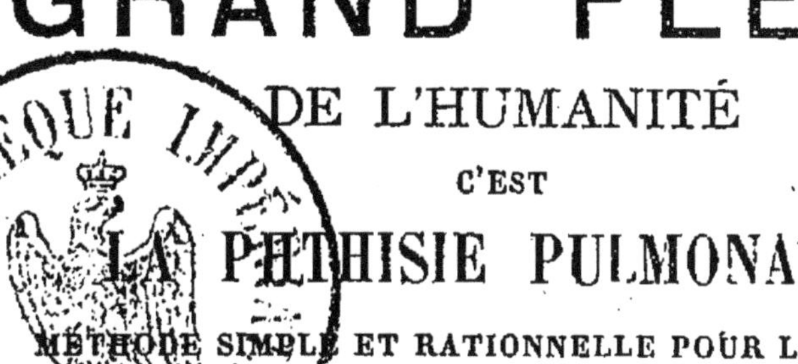

DE L'HUMANITÉ

C'EST

LA PHTHISIE PULMONAIRE

MÉTHODE SIMPLE ET RATIONNELLE POUR LA GUÉRIR
SANS REMÈDE NI MÉDECIN

Ouvrage intéressant pour tout le monde

PAR LE DOCTOR

BENITO DEL RIO

DE MEXICO (MEXIQUE)

Ante omnia cura.
Avant tout la guérison.
(HIPPOCRATE.)

PREMIÈRE ÉDITION

—

PRIX : 1 fr. 50 c.

Franco par la poste, contre 1 fr. 60 c. en timbres-poste

—

A PARIS

Chez l'auteur, avenue de la Bourdonnaye, 57 bis

A TARARE

BARLERIN et Cie, chimistes

Et chez tous les principaux libraires de France.

1865.

PRÉFACE

> Connaître les maladies ne suffit plus ;
> aujourd'hui, il faut les guérir.

Il est un mal plus terrible que la peste, car, à lui seul, il fait plus de victimes que le typhus en Orient, que la fièvre jaune au Mexique, et que les fièvres pernicieuses en Afrique. Ce fléau si redoutable, c'est la phthisie pulmonaire ! Depuis le commencement de ce siècle, la phthisie a fait des progrès immenses, malgré tous les efforts de la médecine pour la détruire, et elle est arrivée à un tel degré d'intensité, qu'elle est aujourd'hui le plus grand fléau de l'humanité.

Lecteurs, il vous est sans doute arrivé, au moins une fois dans le cours de votre existence, de visiter un musée (la France en possède un si grand nombre). Dans ce cas, vous êtes certainement restés un instant en contemplation devant les torses colossales des guerriers anciens; vous avez aussi sans doute admiré les armures que portaient jadis les chevaliers du moyen-âge. Si aujourd'hui il nous fallait porter des armures semblables, cela nous serait impossible ; et cependant nos aïeux les portaient presque avec autant d'aisance que nous portons nos gilets de flanelle. De la deuxième moitié du dix-huitième siècle date la dégénérescence physique de l'humanité, et c'est aussi de cette époque que datent les grands ravages causés par la phthisie pulmonaire, notamment en France et en Angleterre (1). Cette terrible maladie est donc la cause immédiate de cette dégénérescence.

Au commencement de notre siècle, un médecin célèbre, Laënnec, s'est occupé beaucoup de cette affection ; mais ce n'est qu'en décrivant les symptômes et la marche de cette maladie qu'il a illustré son nom. Avant lui, l'auscultation médiate n'existait pas ; cette opération a beaucoup aidé il est vrai à connaîtrele mal, mais non à le gué-

(1) Les maladies de poitrine sont plus fréquentes dans les pays où la civilisation est plus avancée ; ainsi, dans les grandes villes de France et d'Angleterre, les décès causés par cette maladie forment presque la moitié de la mortalité totale annuelle, tandis qu'en Russie et en Turquie, à peine peut-on attribuer à cette affection un cas de décès sur dix.

rir. Laënnec est mort trop tôt (1826) et sans avoir découvert le remède ; mais il a affirmé qu'on pouvait le trouver, et que la guérison de la phthisie n'était pas au-dessus des forces de la science.

Un demi-siècle s'est presque écoulé depuis. Bien des médecins ont repris les travaux de ce maître illustre, mais pas un n'a été plus heureux que lui. Cependant tous les médicaments connus ont été essayés, pas un n'a donné des résultats satisfaisants. Il en est un, dans le nombre, qui a joui d'une vogue immense (l'huile de foie de morue) ; mais sa réputation était loin d'être méritée, et ses plus ardents partisans n'ont-ils à montrer que deux succès sur mille cas. Un résultat semblable ne valait pas la peine que les médecins continuassent à faire boire une drogue aussi nauséabonde à leurs malades, et là est toute la cause de son discrédit.

Le docteur F. Churchill a, le premier, soutenu avoir trouvé le spécifique (1). Son ouvrage est très-savant : comme tel, il ne peut convenir qu'aux médecins, et les remèdes qu'il conseille ne peuvent être employés que par eux.

Mon but, en écrivant ce livre, est de faire connaître qu'il existe un spécifique certain, simple et peu coûteux pour guérir la phthisie pulmonaire. Je n'attendrai pas plus longtemps pour le faire connaître, car il intéresse aujourd'hui l'humanité tout entière. La phthisie pulmonaire est un mal public qu'il s'agit de faire disparaître. Si, en médecine, le progrès

(1) *De la Cause immédiate de la Phthisie pulmonaire.* Paris, 1864.

n'est jamais accepté de suite, ce n'est pas une raison pour rester stationnaire (1) ; aussi est-ce moins au médecin qu'au public que j'adresse mon livre ; le public est directement en cause, et c'est lui qu'il s'agit de débarrasser de ce terrible fléau. J'espère qu'il comprendra de suite que l'honorable mission que j'entreprends mérite d'être encouragée ; et comme en définitif, le public est composé en grande partie d'esprits justes et amis du bien, j'ai tout lieu de croire qu'il fera à mon ouvrage le bon accueil qu'il mérite.

Paris, le 1er juin 1865.

BENITO DEL RIO.

(1) Au début de tout système nouveau, et surtout en médecine, c'est chose triste à dire, presque tous les médecins font une opposition systématique, et cela le plus souvent sans qu'ils se soient rendu compte de ce dont il s'agit ; il est bon que les malades soient prévenus de cela.

INTRODUCTION

La médecine est, sans contredit, la plus utile de toutes les sciences ; elle est aussi la plus difficile à posséder, surtout dans toutes ses parties. Mais il en est cependant quelques-unes qui sont susceptibles d'être mises à la portée de tout le monde, — et il doit en être ainsi toutes les fois qu'elles intéressent un grand nombre de malades. — Cet ouvrage sur la phthisie est destiné exclusivement aux gens du monde ; c'est pour cela que je ferai mon possible pour être clair. Pour atteindre ce but, je n'emploierai que des termes connus du public, mettant de côté les noms par trop scientifiques qui, le plus souvent, font que les malades lisent un livre de médecine sans rien y comprendre. Pour cela, je diviserai mon ouvrage en cinq parties bien distinctes, savoir :

1° La cause immédiate de la phthisie ;

2° Les causes qui la produisent ;

3° Description de la phthisie (diagnostic) ;

4° Guérison de la phthisie ;

5° Spécifique de la phthisie : Farine Mexicaine, son analyse, son emploi et ses effets.

I.

CAUSE IMMÉDIATE DE LA PHTHISIE

Importance de la composition du sang et de l'urine pour connaître les maladies. Modifications qu'éprouvent ces deux liquides. Maladies qu'ils produisent. Ce qu'on entend par diathèse d'une maladie. Altération dans la composition du sang qui produit la phthisie. Modifications qui s'opèrent dans l'urine des phthisiques. Composition des os. Importance du phosphore dans l'organisme. Conclusion.

Le baromètre de la santé, c'est le sang et l'urine. Suivant que ces deux liquides éprouvent des variations dans leur composition normale, ils constituent toujours une maladie, dont la gravité est égale aux modifications morbides qu'ils éprouvent. Selon moi, l'urine et le sang sont les seuls moyens certains pour connaître les maladies, et, par conséquent, les remèdes pour les guérir.

C'est grâce à l'analyse chimique du sang et de l'urine qu'il m'a été facile de connaître la cause immédiate de la phthisie et le spécifique pour la guérir.

Les médecins, aujourd'hui, n'attachent pas aux modifications de ces deux liquides toute l'importance qu'elles méritent; il leur semble que, lorsqu'ils ont palpé le pouls et examiné la langue de leurs malades, ils sont toujours suffisamment édifiés sur la nature de la maladie. C'est une erreur grave, que le pauvre malade paye souvent du prix de sa vie. Je crois le moment peu éloigné où le diagnostic ne reposera plus que sur les modifications du sang et de l'urine. Du reste, le procédé ne sera pas nouveau, car il est fort ancien (il date d'Hippocrate), et l'on n'a eu que le tort de le mettre de côté sans un examen sérieux. Cette rénovation exigera, de la part des médecins, un peu plus de connaissances chimiques (qui seront profitables aux malades). Si la médecine est une science toute d'observation et qui n'a pas fait de grands progrès, la chimie, par contre, est une science qui en a fait de très-grands depuis ces dernières années; de plus, elle est exacte et positive, et c'est pour cela qu'il ne faut pas craindre de l'employer à connaître les maladies.

Le sang est un liquide rouge que tout le monde connaît : sa composition est très-complexe; sa densité est un peu plus grande que celle de l'eau (1 litre d'eau, à son maximum de densité, pèse 1000 grammes; et un litre de sang pèse de 1052 à 1057 grammes). Le principe colorant du sang. c'est l'hématosine. Le sang contient principalement les substances suivantes : des globules sphériques et elliptiques, de la fibrine, de l'albumine, de l'eau, une matière grasse phosphorée, des phosphates de fer, de chaux, de soude, de magnésie, des chlorures, des sulfates, etc.

Suivant que les substances ci-dessus augmentent ou diminuent, la santé éprouve des altérations plus ou moins graves. Ainsi, la fibrine augmente dans le sang, en proportion notable, dans la pneumonie (inflammation du parenchyme pulmonaire), la pleurésie (fluxion de poitrine), la péritonite (inflammation du péritoine); elle diminue, au contraire, d'une manière très-sensible, dans les fièvres, le typhus, le scorbut, la petite vérole, la rougeole, la scarlatine, et autres maladies éruptives.

La diminution des globules et du fer dans le sang cause l'anémie chlorotique (chlorose, pâles couleurs); la diminution des globules, de la matière grasse phosphorée et des phosphates, cause la diathèse tuberculeuse (1) ou la prédisposi-

(1) On entend par diathèse d'une maladie, un état en vertu duquel on est disposé à contracter une espèce dé-

tion à la formation des tubercules dans l'organisation.

La densité de l'urine est un peu moindre que celle du sang; seulement elle est un peu plus variable (de 1010 à 1050). Sa composition est aussi très-complexe; car, outre l'urée qu'elle contient toujours, elle renferme encore un grand nombre de sels, des phosphates, sulfates, chlorures et sels ammoniacaux, etc. A l'état de santé, son odeur est plus ou moins forte

terminée de maladie, qui se reproduit dans diverses parties du corps sous des formes semblables ou variées; ainsi on distingue la diathèse purulente, accidents qui se produisent lorsque le sang est mêlé de pus (tels que furoncles, clous, boutons, etc.); la diathèse syphilitique, lorsque le sang est empesté du virus syphilitique.

La diathèse cancéreuse est produite par la surabondance du phosphore dans le sang, cause opposée à celle de l[illegible] tuberculeuse; aussi y a-t-il peu d'exemples des deux maladie[illegible]ur le même sujet.

La diathèse t[illegible]erculeuse existe dès que le phosphore n'est plus en quan[illegible]é suffisante dans le sang: les tubercules ne se mon[illegible]t qu'alors, c'est ce qui prouve qu'ils ne sont que les sy[illegible]ptômes de la maladie.

(suivant le séjour plus ou moins prolongé qu'elle a fait dans la vessie). Sa coloration est le jaune clair ; la moindre maladie la fait varier dans sa coloration ou dans sa composition. Ainsi, suivant les cas, elle peut contenir du mucus, de l'albumine, des animalcules spermatiques, de la bile, du lait, du sang, du sucre de glucose, etc. Aussi prend-elle, suivant les maladies, une teinte plus ou moins foncée. C'est ainsi que, dans la jaunisse (ictère), l'urine du malade a une coloration jaune orangée ; dans les rhumatismes et les maladies de foie, elle est très foncée, d'un brun rougeâtre et d'une odeur forte ; dans la migraine, la névralgie, les crises nerveuses, elle est incolore avec une réaction acide. Les hydropisies sont caractérisées par la présence de l'albumine dans l'urine ; la diabète, par la présence du sucre de glucose. Dans les scrofules, goître, la mésentérite (phthisie du ventre), la phthisie pulmonaire, l'urine est surchargée de phosphate acide de chaux (phosphore et chaux).

Je pense avoir suffisamment démontré, par les citations qui précèdent, toute l'importance que les médecins devraient attacher dans leur diagnostic aux modifications morbides survenues dans la composition du sang et de l'urine de leurs malades ; car c'est par cette analyse qu'il m'a été facile de constater d'une manière évidente que la cause immédiate et prédisposante à la formation des tubercules c'est d'abord :

1° L'appauvrissement du sang en globules ;

2° La diminution dans le sang de la matière grasse phosphorée et des phosphates divers et l'augmentation de la fibrine, de l'albumine et de la gélatine ;

3° L'augmentation, dans l'urine des phthisiques, de la quantité du phosphore sous forme de sels.

Ces modifications constatées, il est bon de dire que les os ne sont formés que de phosphore combiné avec la chaux et de la gélatine (1). Les nerfs, les muscles, les aponévroses, le cerveau contiennent aussi du phosphore en quantité notable. Le phosphore, on doit le comprendre, est un élément indispensable à la vie (presque aussi indispensable que l'air). Eh bien, si les sources qui nous le fournissent ne sont pas assez grandes pour compenser les pertes, il doit forcément survenir un affaiblissement dans l'organisme, et c'est cet affaiblissement qui crée la diathèse tuberculeuse et concourt à la formation des tubercules (2). Ainsi, dans la phthisie, il n'existe pas seulement des tubercules dans les poumons, mais encore dans le

(1) Tout le phosphore du commerce est retiré des os, traités par l'acide chlorhydrique.

(2) Voir, à la description des symptômes de la phthisie, la composition chimique des tubercules, page 39.

foie, le péritoine, le cerveau, le mésentère, etc. Le mal n'est donc pas les tubercules, qui ne sont, au contraire, que les symptômes du mal ; la cause immédiate de la maladie, c'est la diminution du phosphore dans l'organisme. Par la suite, je le prouverai victorieusement.

La cause connue, le spécifique est trouvé, et l'application que j'en ai faite m'a toujours donné raison, lorsque le mal n'était pas trop avancé.

Comme j'ai déjà eu occasion de le dire, la médecine est une science toute d'observation ; ce n'est que par des raisonnements du genre de celui-ci que les découvertes importantes ont été faites. Toutes sont simples, une fois connues ; mais il y a encore en médecine l'esprit de corps qui s'oppose systématiquement à leur emploi.

Les spécifiques de la variole (petite vérole), des fièvres et de la syphilis ont rendu et rendent tous les jours des services signalés; mais combien il a fallu de temps pour en arriver là !

Afin d'arriver de suite au résultat que je me propose, j'ai adressé mon livre au public ; parce que j'espère qu'il sera assez intelligent pour ne pas faire faire antichambre à ma méthode pendant vingt-cinq ans avant de l'employer.

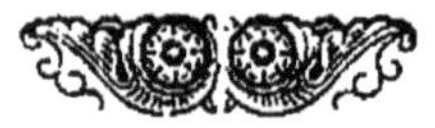

II.

CAUSES
QUI PRODUISENT LA PHTHISIE

La phthisie est-elle forcément héréditaire? Les causes qui la produisent sont de deux ordres. Statistique de la mortalité en France. Améliorations survenues en 18 ans. Influence de la civilisation sur l'homme et les animaux.

La phthisie atteint les hommes robustes et vigoureux, mais elle est beaucoup plus commune chez ceux qui sont faibles ou nerveux, et qui ont un tempérament lymphatique. Souvent elle est héréditaire, mais il ne s'ensuit pas pour cela que les enfants nés de parents phthisiques soient tôt ou tard emportés par cette terrible maladie : ils ont naturellement une prédisposition à la contracter, mais il ne leur est pas impossible de l'éviter en usant de précautions.

Les causes qui produisent la phthisie sont nombreuses et de deux ordres, suivant que la cause qui produit l'étiolement est : 1° le résultat d'un ralentissement dans la vie ; 2° ou au contraire le résultat d'une trop grande activité de la vie. Ces deux causes opposées produisent une diminution de globules dans le sang, et une perte de la matière grasse phosphorée et des phosphates du sang, tout en augmentant dans l'urine la sécrétion du phosphate acide de chaux. Du moment que les sources du phosphore ne peuvent plus compenser les pertes, il survient une faiblesse et un épuisement dans l'organisme qui crée la diathèse tuberculeuse (la disposition aux tubercules).

1° Les causes qui produisent la phthisie en ralentissant la vie sont les suivantes : le séjour dans un milieu froid et humide, ou dans un air comprimé ou trop concentré, dans une atmosphère chargée de poussière minérale (1) ou de gaz irritants ou délétères (2) ; une alimentation insuffisante ou de mauvaise qualité ; le défaut d'exercice ; les peines morales ; les chagrins violents ; la chlorose ; la suppression des règles (chez les jeunes filles) ; les maladies longues et douloureuses ; les gastrites et les gastralgies ; les causes accidentelles, comme une chute sur l'estomac, les refroidissements successifs, les suites de la coqueluche, de la petite vérole et autres maladies érup-

(1) La poussière minérale cause une phthisie particulière, qu'on appelle phthisie des aiguiseurs.

(2) Le gaz acide carbonique, provenant de la combustion du charbon de bois ; le gaz sulfureux, provenant de celle du soufre ; le gaz ammoniac, provenant des fosses d'aisance ; le chlore, dans les blanchisseries, produisent un grand nombre de phthisiques.

tives mal soignées ; les rhumes négligés ; le catarrhe et la bronchite chronique ; les scrofules et la mésentérite (inflammation des ganglions du ventre).

2° Les causes qui produisent la phthisie par une trop grande activité de la vie (épuisement prématuré) sont les suivantes : l'allaitement prolongé chez les nourrices ; l'affaiblissement chez les femmes enceintes ; la trop rapide croissance chez les enfants ; l'abus de la parole ; le chant ; l'usage des instruments à vent ; les fatigues excessives ; les veilles fréquentes ; les jeûnes prolongés ; l'excès du travail intellectuel ; l'excitation nerveuse ; la masturbation ; les excès sexuels ; la civilisation.

Les cas de phthisie causés par une habitation dans des lieux humides, froids et mal aérés, par une atmosphère insalubre ou l'emploi d'aliments frelatés, sont si nombreux, que quelques gouvernements prévoyants et jaloux du bonheur de leurs peuples, n'ont pas craint de prendre l'iniative pour employer des moyens aussi énergiques que sages, dans le but de faire cesser cet étiolement des populations dans les grands centres surtout. Celui qui a fait le plus pour cela est, sans contredit, le gouvernement de l'Empereur des Français. Car on lui doit la répression sévère des falsifications sur les matières premières (pain et boissons), la réorganisation des conseils d'hygiène et de salubrité publique, qui ont été créés même dans les plus petites villes de France, et qui ont rendu de si grands services. L'embellissement. ou mieux l'assainissement des grandes villes, ne sera pas, dans la suite, un des moindres titres de gloire de ce règne illustre. Les passions contraires font ressortir habilement, pour les besoins de leur cause, l'augmentation des budgets des villes et l'impôt qui pèse, disent-elles, lourdement sur les contribuables ; de même l'enchérissement des loyers est à dessein le plus souvent exagéré outre mesure ; mais elles se gardent bien, dans leur raisonnement partial, de dire que, depuis l'assainissement des grandes villes, la durée de la vie humaine a augmenté de près de dix ans (1), ainsi qu'il sera facile de le constater par le tableau ci-après.

Statistique de la mortalité en France, et dans les principales villes suivantes. Améliorations survenues dans une période de 18 ans.

La mortalité en France pour 100 habitants était,

en	1845		en 1862	
dans toute la France	2.38	p. %	2.20	p. %
A Paris,	3.12	—	2.50	—
A Lyon,	3.13	—	2.47	—
A Bordeaux,	3.39	—	2.50	—
A Marseille,	3.43	—	2.80	—
A Rouen,	3.60	—	3.13	—
A Nantes,	2.56	—	2.24	—
A Lille,	3.24	—	2.74	—
A Toulouse,	2.62	—	2.20	—

(1) Les chiffres sont là, et rien n'est positif comme les chiffres.

Je ne pouvais passer sous silence un fait de cette importance, car c'est un progrès qui a besoin d'être connu de tous, et d'être activement propagé et encouragé, puisqu'il fait diminuer la mortalité d'une manière aussi notable. Tout le monde sera jaloux de participer à l'amélioration de la santé et du bien-être des nombreux ouvriers des grandes villes ; l'argent n'est rien, quand il s'agit de la santé, ou de la vie.

Il résulte de cette comparaison qu'en dix-huit ans, Bordeaux a gagné sur la mort une fraction de 0,89 ; Lyon, 0,66 ; Paris, 0,62 ; Marseille, 0,63 ; Lille. 0,50 ; Rouen, 0,47 ; Toulouse, 0,42 ; Nantes, 0,32 ; la France entière, seulement 0,18.

Les villes qui ont gagné le plus sont par ordre d'inscription. Bordeaux, Lyon et Marseille ont gagné plus que Paris ; Paris a gagné plus que Lille, Rouen, Toulouse, Nantes et toute la France. Rouen est la ville la plus frappée par la mortalité (3.13), et Toulouse la plus favorisée (2.20). Sa proportion égale la moyenne de la France.

Les affections morales, les chagrins violents, les maladies longues et douloureuses, les gastrites, les gastralgies et les gastro-entérites produisent beaucoup de phthisiques surtout dans les classes aisées. La cause qui produit la phthisie, dans ces cas, est due à une nutrition imparfaite, qui produit l'épuisement et ne tarde pas à produire dans l'organisme (par suite du manque de phosphore) des tubercules.

Les chutes sur l'estomac produisent aussi très vite et facilement la tuberculisation des poumons.

Les refroidissements pendant le cours de maladies éruptives (rougeole, petite vérole et fièvre scarlatine) produisent la toux, qui est suivie promptement de la phthisie. Le catarrhe et la bronchite chronique produisent le tiers au moins des phthisiques; aussi un rhume négligé est-il (suivant de très habiles praticiens) toujours une phthisie commencée. La chlorose et la suppression des règles, chez les jeunes filles, sont aussi souvent le point de départ de la phthisie.

Les scrofules sont une maladie tuberculeuse, mais dont les tubercules sont externes. Les causes qui les produisent sont les mêmes que celles de la phthisie, et si le malade n'y prend pas garde, il meurt presque toujours phthisique.

La mésentérite est un engorgement des ganglions du ventre. Presque tous les médecins la considèrent comme une phthisie du ventre; car, il est un fait certain, c'est que tous les malades qui meurent avec cette affection ont également des tubercules dans les poumons.

La phthisie survient par épuisement, après un allaitement prolongé chez beaucoup de nourrices ; de même que l'affaiblissement causé par la grossesse se termine fréquemment par la formation de tubercules dans les poumons.

Lorsque la croissance est trop rapide chez les enfants, elle cause très-souvent la phthisie, surtout lorsque la poitrine ne s'élargit pas en proportion de l'allongement du corps. Cela s'explique très bien, car il faut qu'à cette époque les sources de phosphore soient très vives, afin d'en fournir en suffisante quantité à la formation des os (les os ne sont formés que de phosphore, de chaux et de gélatine ou colle). Lorsque le phosphore diminue, la gélatine devient plus abondante dans le sang ; alors elle amène promptement la tuberculisation (1).

(1) L'époque de la vie où la phthisie fait le plus de ravages, c'est pendant la croissance (de 12 à 25 ans). Le nombre de ses victimes est tellement considérable, pendant cette période de la vie, qu'elle tue à elle seule presque autant de personnes que toutes les maladies réunies.

La déclamation, le chant et l'usage des instruments à vent, par un trop grand abus, amènent souvent la phthisie pulmonaire et qui se complique le plus souvent d'une laryngite chronique (phthisie de la gorge).

Les fatigues excessives, les veilles fréquentes, les jeûnes prolongés, le travail intellectuel trop assidu, produisent un épuisement qui amène la phthisie assez rapidement.

La masturbation, par suite de l'ébranlement du système nerveux, produit par épuisement la phthisie pulmonaire.

Les excès sexuels agissent aussi directement chez l'homme, par la perte de la matière spermatique, qui contient une très-grande quantité de phosphore. A l'époque de la croissance, c'est une cause des plus puissantes pour produire la phthisie chez les jeunes gens.

La civilisation, en développant le système nerveux, exalte à la fois sa sensibilité et son activité, et constitue par ce fait une des causes les plus puissantes pour activer l'usure du phosphore et produire alors l'épuisement, qui crée la diathèse tuberculeuse (prédisposition aux tubercules).

Les animaux domestiques (chiens, chats, etc.) sont très-souvent atteints de la phthisie. Les animaux qui se rapprochent le plus de l'homme, comme les singes et autres mammifères, sont encore bien autrement susceptibles de contracter cette maladie.

Presque tous les animaux sauvages qui sont détenus dans les ménageries, périssent de la phthisie ; les charmants petits oiseaux que nous tenons impitoyablement dans des cages, meurent presque tous de cette maladie, tandis que chez l'homme et les animaux à l'état sauvage, la phthisie est très-rare, pour ne pas dire qu'elle est inconnue.

III.

DESCRIPTION

DES

SYMPTOMES DE LA PHTHISIE

Les symptômes de la phthisie sont de deux ordres, internes ou externes. Anatomie des tubercules et des granulations grises. Leur composition et leur siége dans les poumons. Symptômes de la phthisie aux 1er, 2e et 3e degrés. Un mot sur le catarrhe pulmonaire et la bronchite chronique. Phthisie granuleuse, dite aiguë ou galopante. Ses trois périodes d'intensité.

Les symptômes de la phthisie sont de deux ordres, suivant qu'ils sont internes ou externes.

Les symptômes internes certains de la phthisie sont : l'existence des tubercules dans l'organisation, les poumons d'abord ; ensuite dans les diverses parties du corps :

foie. cerveau. péritoine, mésantère. Une fois déposés, les tubercules suivent presque toujours une évolution régulière, qui fait que la phthisie offre trois degrés d'intensité, qui sont caractérisés par l'état des tubercules. Ainsi, au premier degré, les tubercules sont durs (période de crudité); au deuxième degré, ils se ramollissent (période de ramollissement); au troisième degré, ils se vident en formant des excavations (période d'ulcération ou d'excavation).

Au premier degré de la phthisie pulmonaire, le diagnostic est assez difficile à établir, surtout avec le seul moyen de l'auscultation; et ce n'est bien qu'en groupant les symptômes généraux qu'on peut arriver à avoir la certitude du commencement du mal.

A partir du deuxième degré, l'auscultation même immédiate (simple application de l'oreille sur la poitrine) suffit au médecin tant soit peu habile pour avoir la certitude du mal. Malgré cela, il est encore difficile à un médecin habile et très-expérimenté de dire *au juste* l'étendue du mal, même en se servant du stéthoscope (instrument inventé par Laënnec, et qui sert pour l'auscultation médiate).

Bref, aux deuxième et troisième degrés, l'ensemble des symptômes généraux fixe encore bien plus le praticien pour connaître l'intensité du mal.

Anatomie des tubercules ; leur composition et leur siége dans les poumons.

Les tubercules sont des productions morbides d'un blanc jaunâtre ordinairement de forme arrondie. Au début (période de crudité), leur consistance est analogue à celle du blanc d'œuf cuit, et leur volume de la grosseur d'une graine de chènevis ; mais cette consistance ne tarde pas à devenir molle et friable, et acquiert ensuite par degrés un aspect analogue à celui du pus.

Laënnec désigne les tubercules naissants sous le nom de tubercules miliaires. Andral, le savant professeur, dit que les tubercules, dès leur origine, se présentent sous la forme de petits corps d'un blanc jaunâtre, opaques, dans lesquels on n'observe aucune trace d'organisation ni de texture. Tantôt ils résistent au doigt qui les comprime, alors ils sont doués d'un faible degré d'élasticité, et se déchirent difficilement; tantôt, au contraire, ils s'écrasent plus facilement, et se laissent réduire en une sorte de pulpe; et parfois on les trouve mêlés à des grains de substance calcaire.

Louis désigne les tubercules naissants sous le nom de granulations grises; mais Andral soutient que les tubercules n'ont rien de commun avec les granulations. Comme ce dernier, je maintiens qu'elles diffèrent essentiellement des tubercules, et qu'elles sont les signes certains et caractéristiques de la phthisie granuleuse, dite aussi phthisie galopante aiguë. Les granulations diffèrent des tubercules par leur uniformité de grosseur et leur demi-transparence grisâtre ; ce sont de petits corps globuleux , arrondis ou ovoïdes , qui se trouvent disséminés en quantités innombrables dans les poumons ou sur les surfaces des membranes séreuses affectées d'inflammation aiguë ou chronique chez les individus atteints de phthisie granuleuse.

Composition chimique des tubercules et des granulations grises suivant l'analyse du célèbre chimiste Thénard.

Gélatine. Albumine. Fibrine.	98 pour % (1).

(1) Principes qui augmentent dans le sang des phthisiques, au détriment des sels de phosphore et de la matière grasse phosphorée , et forment presque la totalité des tubercules.

Phosphate de chaux. Carbonate de chaux.	1.85 pour °/₀.
Hypochlorate de soude.	0.15 pour °/₀.
Oxyde de fer..........	des traces.

La composition de la matière des tubercules et des granulations grises confirme encore une fois de plus que la phthisie n'est produite que par le manque de phosphore dans l'organisation. Ainsi, tandis que les phosphates manquent dans leur composition, ils sont en grande partie (pour ne pas dire presque en totalité) remplacés par la fibrine, l'albumine et la gélatine, trois éléments qui augmentent en quantité notable dans le sang des phthisiques, et qui ne s'y trouvent en assez grande abondance qu'au détriment du phosphore disparu.

Siége des tubercules dans les poumons.

Les tubercules sont plus avancés et plus

nombreux au sommet des poumons qu'à leur base. Les cavernes les plus vastes (tubercules à excavations) se rencontrent aussi également toujours à la partie supérieure : cela provient de ce que, pendant l'acte de la respiration, le sommet des poumons prend plus de développement, et que par ce fait, il se fatigue plus que la base. Lorsqu'un seul poumon est attaqué, c'est plus souvent le gauche que le droit (8 fois sur 10). Enfin, lorsque les deux poumons sont atteints de tubercules, le droit alors l'est plus que le gauche ; par cette raison que, le malade ne pouvant pas rester couché sur le côté du cœur, se tient sur le côté opposé, alors il en résulte que cette partie de la poitrine est comprimée et que la dilatation du poumon droit, pendant l'acte de la respiration, est gênée et très-incomplète.

Avant de terminer ce qu'il me reste à dire sur les tubercules, je dois signaler les recherches faites par M. le Dr Beau, médecin à la Salpêtrière de Paris : sur 160 femmes dont il aurait fait l'autopsie. 157 présentaient des cicatrices de cavernes au sommet de l'un ou de l'autre poumon. Ces femmes avaient été phthisiques, et chez toutes, la maladie s'était terminée heureusement par l'induration des tubercules pulmonaires, qui s'étaient transformés en tubercules crétacés, et leur mort résultait de la vieillesse ou de maladies n'ayant aucun rapport avec la phthisie.

Tous les médecins qui se sont occupés du traitement spécial de la phthisie ont constaté dans les poumons la présence des tubercules crétacés. On appelle ainsi des concrétions calcaires ayant l'aspect extérieur et la consistance de la craie ou du plâtre, plus ou moins dures. Elles sont formées principalement de phosphates, carbonates et sulfates de chaux, et elles sont regardées avec raison, par beaucoup de praticiens, comme un excellent mode de guérison par cicatrisation.

Les symptômes extérieurs de la phthisie pulmonaire sont nombreux et non moins certains, pour établir et fixer le diagnostic, que l'existence des tubercules dans l'organisation ; les principaux sont :

La diminution de la chaleur animale, la décoloration de la peau, la toux, l'hémoptysie (crachement de sang), la perte d'appétit, la faiblesse et l'amaigrissement, la fièvre, les sueurs nocturnes, les vomissements, l'expectoration de crachats muqueux et opaques, les douleurs dans la poitrine ou dans le ventre, la diarrhée ou la constipation, la perte du sommeil, le rétrécissement de la poitrine, la gêne dans la respiration, la recourbure des ongles et la perte de la voix.

PREMIER DEGRÉ

Tubercules à l'état de crudité.

Les premiers effets du manque de phosphore dans l'organisation sont de produire les symptômes extérieurs suivants :

La diminution de la chaleur animale par tout le corps, et surtout aux extrémités ; le malade craint extraordinairement le froid et a presque toujours les mains et les pieds glacés. La pâleur de la face ne tarde pas à se montrer ; les conjonctives (membranes de l'œil qui unissent le globe de l'œil aux paupières) deviennent luisantes et d'un léger bleu de perle. Alors se montre la petite toux sèche (que le malade attribue généralement, lorsqu'elle lui survient en mars ou avril, à la chaleur du soleil, et en octobre, à un petit refroidissement subit), qui se montre juste au moment où commence l'apparition des tubercules dans les poumons. Il est rare que le malade y fasse attention et qu'il ne s'endorme pas dans une fausse sécurité ; et lorsqu'il se réveille de sa torpeur, il est malheureusement presque toujours trop tard, car il y a six mois, un an, quelquefois plus qu'elle existe, mais, avec quelle différence d'intensité. Au début, elle revenait par quintes toutes les deux ou trois heures ; mais après un espace de temps aussi considérable, elle est très pénible et presque continuelle. L'hémoptysie (crachement de sang) ne se montre pas dans tous les cas de la phthisie, mais cependant le plus souvent (environ 89 fois sur 100) et surtout dans les cas produits par la déclamation, le chant, l'abus de la parole, l'usage des instruments à vent, la respiration prolongée dans une atmosphère chargée de vapeurs âcres ou de poussière minérale irritante. L'appétit disparaît, la faiblesse arrive, et l'amaigrissement ne tarde pas de suivre.

DEUXIÈME DEGRÉ

Tubercules en voie de ramollissement.

Au deuxième degré, les accès de toux qui étaient peu fréquents, sont devenus gênants pour le malade, car les quintes si souvent répétées lui causent de la fatigue, de l'oppression et une expectoration abondante de crachats muqueux et opaques, d'un blanc jaunâtre, peu solubles dans l'eau, ou mêlés de bulles d'air. Parfois on y distingue des portions cylindriques ou vermiculaires, qui paraissent moulées sur des petits rameaux bronchiques. Dans la phthisie granuleuse, les crachats renferment souvent des petites granulations d'un gris sale, mêlées de bulles d'air.

Les crachats sont aussi également toujours plus abondants le matin que dans la journée.

Les douleurs dans la poitrine ou dans le ventre, qui apparaissent alors, sont produites par les tubercules en voie de formation. C'est à partir de cette période que commence à se montrer la fièvre hectique : elle est continue et avec redoublement vers le milieu de la nuit et du jour. Les sueurs nocturnes qui en sont la conséquence affaiblissent beaucoup le malade : peu après survient une diarrhée débilitante ou une constipation opiniâtre qui l'affaiblit beaucoup. A partir de ce moment, la marche de la maladie est rapide, le sommeil n'est plus possible pendant la nuit, à cause de la fièvre et de la fréquence des quintes de toux ; et, aussi l'amaigrissement fait-il de progrès rapides, le nez s'effile, les pommettes deviennent saillantes et leur coloration tranche sur la pâleur du reste de la face. Les conjonctives sont luisantes et d'un léger bleu de perle. Les joues sont caves, les lèvres rétractées. Le cou paraît oblique et géné dans ses mouvements. Les omoplates sont ailées, les côtes deviennent saillantes, tandis que les espaces qui existent entre elles s'enfoncent ; la poitrine se rétrécit, le ventre est aplati et rétracté, les articulations semblent plus grosses (mais ce n'est que l'effet de l'amaigrissement), et les ongles se recourbent.

TROISIÈME DEGRÉ

Tubercules ulcérés ou avec excavation.

Au troisième degré, les symptômes du deuxième s'affirment davantage : le malade éprouve surtout de l'oppression, en aisant le moindre mouvement ; la respiration est gênée ; après chaque quinte de toux, il lui semble qu'il va étouffer. Les crachats alors sont épais et très-abondants. S'il arrive qu'une excavation des poumons se vide, le malade éprouve une sensible amélioration, qui est le plus souvent trompeuse (quoiqu'il y ait des cas de guérison par un accident de ce genre); car le mal ordinairement ne tarde pas de reparaître avec plus d'intensité. Peu après, le malade est atteint d'aphonie (perte de la voix): il est bien rare, en effet, que, sur sa fin, la phthisie pulmonaire ne se complique pas de laryngite chronique, phthisie laryngée ou de la gorge ; de même lorsqu'on approche du terme fatal (aux 30 derniers jours), il survient presque toujours de l'enflure aux jambes. Tel est le tableau terrible et exact de la phthisie pulmonaire tuberculeuse.

Il est bien rare que les personnes atteintes de la phthisie aient conscience de leur état. De tous ceux qui l'entourent, le malade est le plus facile à abuser ; le plus souvent il ne considère son état maladif que comme transitoire : l'hiver, il espère que l'été le rétablira ; l'été, il espère que ce sera l'hiver. Le phthisique s'inquiète toujours du lendemain, et vous le verrez le plus souvent former des projets d'avenir : c'est donc aux parents et aux amis qui l'entourent à ne pas s'endormir dans une fausse sécurité, surtout maintenant qu'il existe un spécifique sûr et commode pour guérir la phthisie.

Je ne terminerais pas ce qu'il y a à dire sur la phthisie pulmonaire, si je ne disais un mot de la bronchite, appelée aussi catarrhe pulmonaire, et si surtout je négligeais de faire connaître la phthisie granuleuse, dite aussi aiguë ou galopante.

La bronchite ou catarrhe pulmonaire est une inflammation de la membrane muqueuse des bronches, causée le plus souvent par une impression du froid. La bronchite légère, vulgairement appelée rhume, mérite à peine le nom de maladie ; mais il n'en est pas de même de la bronchite intense, qui ne doit pas être négligée, car elle est une des sources les plus abondantes pour produire la phthisie pulmonaire, et, comme cette dernière maladie, elle offre dans son cours trois périodes distinctes :

1° Vive chaleur à la poitrine, toux sèche et fréquente, crachats sans consistance, oppression forte, peau sèche, pouls dur ;

2° Crachats plus consistants, peau moite ;

3° Oppression nulle, absence de mouvement fébrile, peau moite, crachats opaques et puriformes. Souvent la bronchite devient capillaire ou chronique : dans ces deux cas, elle est très grave et peut amener promptement la mort, ou causer de la fatigue et de l'épuisement, qui activent la combustion (même l'usure) du phosphore dans l'organisation, et créent toujours alors la diathèse tuberculeuse (prédisposition à la phthisie).

Phthisie granuleuse, dite galopante ou aiguë.

La phthisie granuleuse offre, elle aussi, trois périodes bien distinctes, savoir : 1° la période prodromique ; 2° la période confirmée ; 3° la période colliquative.

La phthisie granuleuse est bien plus terrible que la phthisie tuberculeuse ; car arrivé à la période confirmée, il est déjà bien difficile de guérir le malade. A la période colliquative, c'est tout-à-fait impossible, et, par contre, il y a beaucoup d'exemples de phthisie tuberculeuse guérie même au troisième degré.

Je vais donc décrire avec le plus grand soin la première période, dite prodromique, car à cette période seule, le malade a des chances sûres de guérison. Il est très heureux pour l'humanité que la phthisie granuleuse soit rare, puisque lorsqu'elle est bien confirmée, elle est presque toujours promptement mortelle ; mais elle n'est guère que dans les proportions de un cas sur cinquante de phthisie tuberculeuse.

1° Période prodromique.

Cette période peut durer six mois, un an et plus.

Les malades éprouvent, dans leurs divers appareils, des troubles dont le principe est toujours un affaiblissement ; ainsi, du côté de l'inervation, paresse, inaptitude aux travaux de l'intelligence. tristesse, ennui, chagrin, faiblesse morale, rêvasseries, soubresauts pendant le sommeil, fatigue par les occupations habituelles, etc. Du côté des voies digestives, appétit diminué ou porté jusqu'à la voracité, nausées fréquentes, vomissements à la suite d'un écart de régime, ou se renouvelant à longue date, sans cause connue ; alternative de diarrhée ou de constipation.

Du côté des voies respiratoires, toux sèche ou catarrhale, alternant avec la diarrhée ; respiration courte, étouffement facile, parfois crachement de sang ; douleurs fixes ou mobiles, persistantes ou fugitives dans les parois de la poitrine, plus fortes pendant l'inspiration et la toux, et tous ces symptômes sans mouvement fébrile continu, car cette période est essentiellement sans fièvre.

Si tous les symptômes que je viens de citer se trouvaient réunis sur le même malade, les personnes même qui ne s'écoutent pas en seraient alarmées ; mais il arrive le plus souvent qu'une partie seulement de ces symptômes existe, et c'est pour cela que le malade s'endort dans une fausse sécurité et se réveille souvent trop tard.

J'ai décrit avec soin tous les symptômes de la première période ; et je recommande aux malades de ne pas attendre de les avoir tous pour commencer à faire disparaître ceux qu'ils ont déjà ; que la description qui précède soit pour eux un cri d'alarme et qu'ils se tiennent sur leur garde !

2° Période confirmée : durée, de six à trente jours, rarement plus.

De la période précédente à celle-ci, la transition a lieu insensiblement ; d'autres fois, au contraire, elle s'accomplit d'une manière brusque : cela arrive le plus souvent à la suite d'un excès de fatigue ou d'un refroidissement. Néanmoins, il ne faut pas accorder trop d'importance à ces prétendues causes occasionnelles. Le phénomène initial qui caractérise cette période, c'est le mouvement fébrile intense, avec accélération du pouls et chaleur à la peau. Quoique revêtant parfois la forme subaiguë, le mouvement fébrile est toujours le signal de l'invasion générale.

Les différentes cavités témoignent aussitôt des produits morbides, qui se déclarent en elles. Les granulations grises, de même que les tubercules, siégent dans le cerveau, les poumons, les reins, le foie et la rate, mais point dans les ganglions.

Le malade est en proie à un violent mal de tête (céphalalgie très-intense), dont le siége occupe indistinctement les régions frontale, occipitale ou sincipitale. Ses idées sont justes, ses réponses nettes; mais son intelligence se fatigue vite. Couché sur le dos, quelquefois sur le côté, il adopte l'une des deux positions et la garde constamment; le moindre dérangement lui arrache des plaintes et des cris gémissants.

La rigidité s'empare de ses membres, son pouls varie de 90 à 120 pulsations par minute (au lieu de 60 à 65).

Sa figure se décolore, ses traits expriment le découragement et la souffrance; la soif est modérée, la peau est aride et chaude, quoique l'exhalation cutanée redouble par accès à certaines heures du jour ou de la nuit.

L'amaigrissement est rapide. Le malade éprouve aussi des besoins fréquents de respirer, la difficulté pendant l'inspiration se trouvant souvent grande et prolongée.

Signes internes reconnus par l'auscultation médiate : Râle muqueux, indiquant que les poumons sont presque entièrement envahis (surtout à leur sommet) par des granulations grises.

La terminaison presque certaine de cette période, c'est la période colliquative.

3° Période colliquative.

Cette période commence au trouble des idées et finit à la mort. Jusque là, l'intelligence était restée à peu près saine; alors se déclare un délire calme, qui se trahit par l'incohérence des réponses que les malades font avec un air de bon sens et de conviction digne de remarque.

Bientôt apparaissent la somnolence, la perte totale des forces et des facultés, avec ou sans soubresauts des tendons, et l'incontinence d'urine, qui précèdent la mort, et qui est inévitable.

IV.

GUÉRISON DE LA PHTHISIE

Modes de guérison : 1o par résolution ; 2o par élimination, puis cicatrisation. Analogie des furoncles avec les tubercules. Mode rationnel de guérison des furoncles et des tubercules.

La guérison de la phthisie pulmonaire a été regardée, jusqu'à nos jours, comme impossible et au-dessus des forces de la science. Le grand nombre de victimes qu'elle enlève en a fait un fléau si redoutable, que sa guérison est une des questions les plus importantes pour l'humanité; car, en effet, il ne s'agit de rien moins que d'arracher à une mort certaine le quart de la plus jeune et de la plus intelligente population de l'Europe. Je vais donc traiter de la possibilité de la guérison de la phthisie, avec toute la sympathie que mérite cette intéressante question. Je commencerai par dire : La phthisie pulmonaire peut-elle se guérir ? Je répondrai : Oui, avec l'aide du spécifique que j'indique au chapitre suivant. Peut-elle toujours se guérir ? A cela je répondrai : Non.

Modes de guérison.

La phthisie est susceptible de deux modes de guérison, savoir : 1° par la résolution des tubercules (sans suppuration) ; 2° par l'élimination des tubercules ulcérés, et ensuite par leur cicatrisation.

1° Guérison par résolution.

Les conditions les plus importantes,

pour que la phthisie ait une terminaison aussi heureuse, sont les suivantes :

Que la maladie soit au premier degré, c'est-à-dire que le dépôt des tubercules soit récent (à l'état de crudité), ou bien qu'au deuxième degré, les tubercules n'aient pas dépassé un certain point de ramollissement.

2o Guérison par élimination, puis cicatrisation.

Lorsque les conditions indiquées précédemment se trouvent dépassées, c'est-à-dire, lorsque le ramollissement des tubercules a commencé (fin du deuxième degré et tout le troisième), le seul mode de guérison qui reste au malade, c'est l'élimination des tubercules ulcérés et ensuite la cicatrisation de l'excavation. Il est facile d'obtenir cette guérison, dans la phthisie tuberculeuse ; mais il n'en est pas de même dans la phthisie granuleuse, à cause de la promptitude de sa marche: de même que la guérison n'est plus possible lorsque les tubercules occupent presque toute la superficie des poumons, car, dans ce cas, après l'élimination des tubercules, il arriverait qu'il ne resterait presque plus de poumons au malade, qui, alors, ne pourrait pas survivre à la perte presque totale de ces organes essentiels à la vie. La mort survient; et, pour que la guérison fût possible, il faudrait pouvoir faire repousser presque instantanément de nouveaux poumons au malade. Pour le moment, la science ne va pas jusque là. Faut-il en désespérer? Je n'ose me prononcer. On comprendra mon hésitation, lorsqu'on connaîtra les récents succès obtenus par M. le docteur Ollier, médecin en chef de l'Hôtel-Dieu de Lyon, qui, dans le traitement de la nécrose et de la carie des os, est parvenu ni plus ni moins qu'à faire repousser des os qu'il avait enlevés et dont il avait conservé intact le périoste (l'enveloppe externe). Ces expériences ont été répétées souvent et avec des résultats assez satisfaisants, pour que les faits qui s'y rapportent soient désormais acquis à la science. Avec de tels savants, le monde ne doit pas être éloigné de l'immortalité.

Je vais me permettre ici une comparaison capable, je crois, de bien faire comprendre aux malades la cause de la production des tubercules dans l'organisme ainsi que leur mode de guérison.

Tout le monde connaît les furoncles, ces petits boutons rouges (au début), qui ont le plus souvent la détestable habitude de se mal placer, ce qui fait que, s'ils ne sont pas toujours bien douloureux, ils sont toujours gênants. Lorsqu'un furoncle (clou) se montre, vous voyez apparaître un bouton rouge et dur, plus ou moins gros et bien douloureux au toucher.

A cette période (que j'appellerai crudité, à cause de sa ressemblance avec les tubercules), il est ordinairement très-facile de le faire disparaître, en faisant sur son étendue des frictions fréquentes avec de l'onguent napolitain ou de la pommade iodurée : alors, dans ce cas, vous obtenez une guérison comme pour le tubercule, dite par résolution (sans suppuration). Généralement les malades n'emploient pas ce mode de guerison si simple; ils ont grandement tort (il faut aussi pour l'obtenir, employer concurremment des dépuratifs à l'intérieur).

Ils préfèrent mettre dessus des cataplasmes de farine de lin pour le faire ramollir, percer, vider, puis cicatriser. Remarquez bien que le furoncle alors passe par toutes les phases des tubercules (crudité, ramollissement, élimination du pus et cicatrisation). En effet, les furoncles comme les tubercules ne sont pas le mal, mais seulement le symptôme du mal ; les furoncles sont produits par l'âcreté du sang (mélange du sang avec l'humeur), et viennent le plus souvent au printemps et en automne (les cas de phthisie sont aussi plus nombreux à ces époques de l'année).

Les furoncles, lorsqu'ils ne sont pas produits par une cause accidentelle, comme une piqûre, le toucher de quelque chose de malpropre, ou le passage d'un animal ou insecte venimeux sur la partie, sont alors toujours causés par l'âcreté du sang. Si vous ne prenez pas des dépuratifs à l'intérieur, pour un furoncle qui guérit après avoir passé par toutes les phases, crudité, ramollissement, etc., il vous en vient deux, trois, et il arrive assez souvent à certaines personnes d'en avoir quinze et vingt à la fois, tandis que, si vous purifiez le sang, de suite la poussée s'arrête, les furoncles existants se séchent, et vous les voyez guérir seuls aussitôt que le sang est pur.

Les tubercules, comme j'ai déjà eu plusieurs fois occasion de le dire dans cet ouvrage, sont produits par le manque de phosphore dans l'organisme, à moins toutefois que la phthisie ne soit produite par une cause accidentelle, et encore les tubercules ne commencent à venir que lorsque l'accident aura causé par épuisement la diminution du phosphore indispensable à la vie. Si, comme les furoncles, les tubercules étaient externes, et n'affectaient pas les parties nobles (comme les poumons, le cerveau, etc.), ils seraient faciles à guérir. Les médications externes employées jusqu'à ce jour comme dérivatif (tels que les vésicatoires et cautères sur la poitrine et dans le dos) n'ont abouti qu'à faire souffrir davantage le malade, sans jamais lui procurer un soulagement; il n'y a donc qu'un remède certain à employer pour guérir la phthisie, lorsqu'elle ne se trouve pas à la fin du troisième degré, c'est-à-dire inguérissable; c'est le traitement interne, au moyen des préparations de phosphore.

Les dépuratifs font disparaître, avec l'âcreté du sang, la prédisposition aux furoncles et autres éruptions de la peau; de même les préparations phosphoreuses, en rendant à l'organisme le phosphore suffisant pour en compenser l'usure, arrêtent la diathèse tuberculeuse (prédisposition aux tubercules). Ainsi, du moment que le phosphore se retrouvera à l'état normal dans le sang, il ne se formera plus de tubercules, et ceux qui seront à l'état de crudité ou de ramollissement pas trop avancé se résoudront sans suppuration. Ceux au contraire dont le ramollissement sera trop grand se videront (élimination du pus); et ceux qui seront ulcérés se cicatriseront et cela d'autant plus promptement que le malade évitera les causes qui ont produit la maladie.

Le malade guéri, il ne lui restera plus qu'à se tenir en garde contre une rechute, qui, du reste, n'est pas plus à craindre, cependant, que s'il n'avait jamais été affecté.

V.

SPÉCIFIQUE DE LA PHTHISIE

Ce qu'on entend par le spécifique d'une maladie. Le phosphore et ses combinaisons sont le spécifique de la diathèse tuberculeuse et granuleuse. Médications employées de tout temps pour guérir la phthisie ; leurs résultats. Farine mexicaine. Son analyse chimique, son mode d'emploi et les effets thérapeutiques qu'elle produit sur les symptômes. Régime à suivre. Maladies dont la Farine mexicaine est encore le spécifique. Avis divers.

Le spécifique d'une maladie est un médicament qui exerce une action toute spéciale sur elle, en prévient le développement et en procure presque constamment la guérison, lorsqu'on l'emploie en temps utile.

Ainsi, le quinquina a une action spécifique contre les fièvres intermittentes; le soufre, contre la diathèse puriforme (maladies de la peau); le mercure, contre la diathèse syphilitique; l'iode, contre la diathèse scrofuleuse; la digitale, contre les maladies du cœur (en ralentissant la circulation du sang). La scille agit sur la sécrétion urinaire; la belladone agit sur la pupille, en la dilatant. Ajoutons aux remèdes spécifiques cités les préparations de phosphore contre la diathèse tuberculeuse et granuleuse.

Avant cette découverte, tous les moyens hygiéniques et presque tous les médicaments avaient été employés pour guérir la phthisie : je crois utile de citer ici les principaux et de faire connaître les résultats qu'ils ont donnés. En première ligne, se place le changement d'air, obtenu par le séjour à la campagne ou dans un climat tempéré (le midi de l'Europe, l'Algérie, Madère, les Antilles, etc.); l'habitation sur les bords de la mer, dans les étables de vaches ou dans une atmosphère artificielle formée par la combustion de résines et les voyages sur terre et sur mer. Ces différents moyens ont joui d'une grande vogue, non-seulement dans le public, mais encore auprès de médecins bien distingués ; ils ont produit des guérisons de catarrhes chroniques pris pour des phthisies, mais jamais des phthisies n'ont été guéries par eux. Ces moyens, il est vrai, peuvent cependant être employés avec avantage, pour ralentir la marche de la phthisie, en empêchant les refroidissements et les rhumes, qui activent toujours le dénouement fatal de cette maladie.

Les eaux minérales sulfureuses, ferrugineuses, arsenicales, iodées, bromurées, etc., produisent également de bons résultats dans la bronchite chronique; mais dans la phthisie, elles produisent presque toujours une aggravation du mal, et jamais la guérison.

Je ne puis moins faire que de signaler les sangsues et les saignées, système de l'immortel Broussais, dont on a un peu trop abusé : loin de guérir la phthisie, la marche du mal était presque toujours activée, par suite de la plus grande faiblesse causée au malade par la perte de son sang. Les purgatifs ont été employés également pendant quelque temps ; mais ils ont été promptement abandonnés et reconnus comme nuisibles. Le chlore, employé en fumigation, n'a réussi qu'à produire des crachements de sang et la désorganisation plus prompte des tubercules. On peut en dire autant des chlorures de calcium et de barium, des sels de mercure et d'antimoine, qui ne peuvent être utiles que pour favoriser l'expectoration ou combattre une péripneumonie intercurrente.

L'iode et ses préparations avaient été employés, ces dernières années, comme le spécifique certain de la phthisie; mais leurs plus fervents adhérents ont reconnu depuis qu'ils étaient nuisibles et à tel point que, lorsque la vapeur de l'iode arrive dans une excavation pulmonaire, loin d'en faciliter la cicatrisation, elle en favorise la désorganisation et avance ainsi beaucoup le dénouement de la maladie. Piorry, qui avait été un des adeptes les plus fougueux du traitement par l'iode, n'emploie plus aujourd'hui les préparations iodées, parce qu'il a reconnu qu'elles étaient sans effet pour combattre la diathèse tuberculeuse.

L'huile de foie de morue a été également bien vantée à tort, ces dernières années surtout, par les médecins anglais; aujourd'hui, il est un fait bien certain, c'est qu'elle n'a d'action que sur la diathèse scrofuleuse (à cause de l'iode qu'elle contient, et ce n'est bien qu'à ce métalloïde, en grande partie, qu'elle doit ses propriétés). Dans certains cas de phthisie, elle prolonge la vie des malades, en retardant les progrès du mal ; mais dans aucun cas, elle ne paraît avoir amené la guérison, puisque les cas de guérison signalés ne dépassent pas ceux obtenus accidentellement avec les autres traitements et même sans traitement aucun. Tel est l'aveu officiel récent fait par le premier corps médical d'Angleterre.

L'emploi des escargots crus et leur mucilage, des substances balsamiques (baume de tolu et benjoin), du lait d'ânesse, etc., sont encore des moyens qui réussissent dans les cas de bronchite chronique ; mais dans la phthisie pulmonaire, ils ne font qu'amuser le malade et ne peuvent le guérir.

L'opium, la digitale, ont été également

employés par des médecins, mais n'ont produit aucun cas de guérison de la diathèse tuberculeuse.

Le seigle ergoté est en grande réputation à l'Académie de Turin, comme hémostatique : il est excellent pour arrêter les crachements de sang, peut soulager par ce moyen la phthisie, mais la guérir, jamais.

Le seul spécifique de la diathèse tuberculeuse et granuleuse, c'est le phosphore ; les préparations de phosphore seules peuvent donner toujours des résultats satisfaisants et constants. M. le docteur F. Churchill, recommandable à plus d'un titre par ses savantes études sur la phthisie, a obtenu des résultats merveilleux par l'emploi des hypophosphites de chaux, de soude, de potasse, d'ammoniaque, de fer, etc. (mais ils ne peuvent être obtenus que par lui).

Le docteur Jules Boyer a aussi obtenu

de bons résultats avec l'emploi du phosphate de chaux modifié ; mais leur méthode offre les graves inconvénients que je vais signaler. 1° Les hypophosphites sont des préparations de phosphore, qui réussissent assez bien pour guérir la diathèse tuberculeuse et granuleuse ; mais pour produire de bons résultats, il faut d'abord qu'ils soient très-purs, ce qui est très-difficile à obtenir ; parce que leur composition est très éphémère et très-peu stable, car ils se décomposent très-facilement, et alors ils deviennent inertes ou à peu de chose près. Les hypophosphites sont, en outre, des médicaments très-énergiques, qui ne doivent être employés qu'avec les plus grands soins et par les médecins, car des doses mal réglées produiraient plus facilement la mort que la guérison du malade.

Outre ces deux raisons majeures, ce sont des médicaments chers, par suite des soins que demandent leur préparation et leur administration sous l'œil du médecin, et malheureusement beaucoup de malades ne pourraient supporter cette double dépense. Le phosphate de chaux modifié du Dr Jules Boyer offre aussi un inconvénient grave, c'est de n'être pas facilement assimilable dans l'économie : alors, dans ce cas, il serait à peu près inerte, parce qu'il traverserait le corps sans entrer en digestion. S'il produit de bons résultats, ils ne sont qu'accidentels et pas toujours certains ; ils dépendront du malade et du degré où se trouve la maladie : de plus, c'est un médicament aussi fort cher.

En présence de ces deux compositions, il y avait un vide à combler ; et, si je n'ai fait qu'affirmer, après le docteur Churchill, la cause de la phthisie et l'existence du spécifique, je revendiquerai pour moi le mérite d'avoir trouvé un spécifique (la Farine Mexicaine) qui, réunissant toutes les conditions possibles pour être à la portée de tous les malades, ne coûte presque rien (1), et dont les effets sont constants et sûrs. J'espère donc, avec son emploi, arriver à faire disparaître ce mal public, qu'on nomme la diathèse tuberculeuse.

La Farine Mexicaine est un produit naturel dont je vais parler longuement, afin de bien édifier le malade sur son compte, lui faire bien comprendre comment elle agit et pourquoi elle agit. Pour cela, je

(1) La Farine Mexicaine remplit bien le double but que je me suis proposé d'atteindre (guérison certaine et à bon marché), et ces deux conditions sont indispensables pour faire disparaître ce fléau ; car les cas de phthisie sont bien plus nombreux dans les classes laborieuses, où généralement les salaires ne sont pas assez rémunérateurs pour leur permettre l'achat des médicaments chers. La Farine Mexicaine s'emploie comme aliment, et ne coûte presque pas plus cher que ceux employés tous les jours par les plus pauvres : deux ou trois potages par jour sont très-nourrissants et font faire une économie sur la nourriture du malade et qui lui paye au moins la moitié du prix d'achat de cette Farine.

commencerai à donner son analyse chimique.

100 parties de Farine Mexicaine renferment :

Principe amylacé . . .	75	parties.
Albumine végétale. . .	2	50
Glutine.	3	05
Sucre.	1	10
Gomme.	2	20
Extractif.	0	60
Phosphate de chaux. . .	3	50
Fibre végétale. . . .	3	05
Eau.	9	
	100	00

Le phosphore étant le spécifique certain de la diathèse tuberculeuse, l'emploi de la Farine Mexicaine ne peut que produire d'excellents effets pour la faire cesser, car la quantité qu'elle renferme de phosphate de chaux (3,50 pour °/₀) est suffisante pour produire immanquablement cet heureux résultat. En effet, tout le phosphate de chaux que renferme la Farine Mexicaine dans sa composition est rendu assimilable dans le sang, par la nature même de sa composition ; car il n'y a aucun médicament capable d'entrer mieux et plus facilement en digestion qu'un produit naturel servant d'aliment ; l'assimilation est complète : c'est donc à cela que la Farine Mexicaine doit de jouir à un si haut degré du pouvoir de faire cesser la diathèse tuberculeuse et granuleuse. Mais vous allez me dire : Pour rendre encore plus active la Farine Mexicaine, si l'on y ajoutait encore du phosphate de chaux, ou si l'on en fabriquait en mêlant ensemble les éléments que signale l'analyse ? Je vous répondrai que l'addition du phosphate de chaux serait en pure perte, car alors il n'entrerait pas en digestion et traverserait le corps sans s'assimiler ; de même qu'en mettant ensemble tous les éléments qu'elle renferme, vous n'arriveriez pas à sa composition. Personne ne peut imiter la nature : Dieu n'a pas encore appris aux mortels à créer, lui seul s'en est conservé le pouvoir.

MODE D'EMPLOI. — Le mode d'emploi de la Farine Mexicaine est aussi simple que commode : elle se prend en potages qu'on prépare au lait, au bouillon ou à l'eau, suivant le goût du malade. On en délaye une cuillerée à bouche ou deux avec un filet d'eau froide, puis on l'ajoute aux bouillons bouillants (1) : on laisse cuire cinq minutes pour faire épaissir, obtenir un potage un peu épais qu'on prendra au commencement de chaque repas, et l'on continuera de manger à son appétit. Par-dessus, le traitement est d'autant plus facile à suivre que le régime est peu sévère. Ce potage

(1) Les personnes qui ne sont pas fatiguées par le bouillon de bœuf, peuvent l'employer de préférence.

est agréable d'ailleurs à tout le monde et convient à tous les tempéraments. Ce n'est pas un médicament, c'est un produit naturel, originaire du Mexique, où il s'emploie beaucoup ; et c'est grâce à son emploi que la phthisie pulmonaire est inconnue au Mexique.

Durée du traitement. — Il est assez difficile de fixer de prime abord le temps que le malade devra faire usage de la Farine Mexicaine pour être guéri de la diathèse tuberculeuse ; il faut, pour cela, que la quantité de phosphore nécessaire à la vie soit revenue à l'état normal dans le sang, et cela ne peut pas s'obtenir en un jour. Ainsi, lorsqu'il s'agit de purifier le sang de l'humeur ou du virus qu'il contient, ceux qui sont atteints de maladies de la peau ou de syphilis peuvent dire si on les guérit en un jour, et tout le monde comprendra que, pour régénérer le sang, et le faire revenir à l'état de santé, il faut du temps.

Cependant, d'après les expériences que j'ai faites, je crois que, pendant deux mois, l'emploi bien suivi de la Farine Mexicaine dans la phthisie au premier degré, trois ou quatre mois pour le deuxième et le troisième degré, lorsqu'il est guérissable, suffit généralement pour guérir le malade. Au reste, après un usage d'un mois, six semaines, le malade éprouve toujours une amélioration bien sensible : alors dans ce cas, il n'est pas pardonnable s'il néglige de pousser la guérison jusqu'à ce que tous les symptômes du mal aient disparu. Avec chaque boîte de Farine Mexicaine que le malade achète, on lui remet un tableau-symptômes, semblable à peu près au modèle ci-inclus à la fin du présent livre. Ce tableau est destiné aux malades, afin qu'ils se rendent bien compte de l'état de leur maladie, de l'amélioration qu'ils éprouvent chaque jour par l'emploi de la Farine Mexicaine; ensuite ils sont priés, après avoir rempli consciencieusement ce tableau, de l'adresser franco par la poste à MM. Barlerin et Cie, chimistes à Tarare (Rhône). Ces feuilles seront ensuite reliées ensemble, pour servir à prouver que la Farine Mexicaine tient tout ce qu'elle promet.

Rechutes, récidives. — Lorsqu'on a été atteint de maladies organiques graves, les rechutes sont toujours à craindre. J'ai cependant des malades chez lesquels aucun symptôme alarmant n'est revenu; mais il y en a d'autres, surtout au retour des saisons, chez lesquels la maladie a des tendances à revenir. Dans ce cas, pour se garantir, ils connaissent le spécifique; ils n'ont qu'à faire usage, aux mois de septembre et de mars de chaque année, de la Farine Mexicaine.

Effets thérapeutiques produits sur les symptômes par l'emploi de la Farine Mexicaine.

Il arrive souvent que, après deux ou trois jours de traitement, le malade éprouve un mieux; mais le plus souvent il faut attendre de huit à quinze jours. Alors, dans ce cas, le mieux est sensible, car les symptômes les plus alarmants s'améliorent vite; la diarrhée ou la constipation sont moins fortes, les sueurs nocturnes moins abondantes, la fièvre diminue, la faiblesse commence à être moins grande, les vomissements disparaissent, l'appétit revient, le sommeil est meilleur et n'est plus agité de rêves pénibles, la digestion se fait mieux, la toux est moins fréquente. Lorsque la fièvre a disparu, l'embonpoint revient vite, l'oppression et la gêne dans la poitrine disparaissent ainsi que les crachements de sang, l'expectoration n'est plus aussi abondante : telle est généralement l'amélioration que produit la Farine Mexicaine pendant un mois ou six semaines de son emploi régulier. Après une amélioration semblable, le malade semble renaître à la vie. Serait bien fou celui qui s'arrêterait en si bon chemin en ne continuant pas l'usage de la Farine Mexicaine jusqu'à cessation complète de tous les symptômes du mal ; il s'exposerait, par ce fait-là, à une rechute imminente. Dans tous les cas, par extrême prudence, je conseillerai aux malades guéris, à chaque retour de saison, d'éviter les refroidissements et les rhumes, et de faire usage de la Farine Mexicaine, en mars et en septembre, pendant quelques années.

Régime à suivre.

Le régime à suivre est simple, il consiste à éviter les refroidissements et les causes qui ont produit la maladie ; à ne pas faire usage de mets irritants et épicés, du salé, de la salade, de la charcuterie, des vins trop alcooliques, des liqueurs. Le café des Iles pourra être utilement remplacé par le Café hygiénique de santé de R. Barlerin, qui est un tonique et un digestif par excellence. Des dépôts existent dans toutes les villes de France, chez les principaux négociants en épicerie.

Maladies dont la Farine Mexicaine est encore le spécifique.

L'anémie ou pauvreté du sang ;
La chlorose (pâles couleurs) ;
Les maladies scrofuleuses ;

Le carreau, chez les enfants ;

La mésentérite (phthisie du ventre) ;

L'aménorrhée (menstruation supprimée) ;

La leucorrhée (pertes blanches) ;

L'affaiblissement, chez les femmes enceintes et chez les nourrices ;

La dentition difficile ou retardée, chez les enfants ;

La rapidité de la croissance (pour faciliter la formation des os) ;

Dans les toux, rhumes, bronchites ou catarrhes chroniques ;

Dans les maladies de la moëlle épinière ;

Dans la nécrose et la carie des os ;

Dans la spermatorrhée ;

Dans l'épuisement prématuré ;

Et, comme tonique, pour réparer les forces des convalescents et des enfants faibles ; et en général dans toutes les maladies produites par l'épuisement et dans toutes celles qui le produisent.

Avis important.

Avant de terminer mon livre, je crois devoir prévenir les malades qui ont la funeste habitude d'essayer toute espèce de remèdes pendant deux ou trois jours, et ensuite sont étonnés de ne pas guérir, je dois leur dire que, s'ils veulent faire ainsi avec ma Farine, ils ne doivent pas prendre la peine d'essayer mon spécifique; car, pour guérir la diathèse tuberculeuse (faire revenir le sang à l'état de santé), il faut plus de temps que cela, la maladie est très tenace et il faut la vaincre par la tenacité presque autant que par le remède. Ces mêmes malades ont de plus l'habitude, lorsqu'ils ont essayé pendant une période de temps aussi courte, de crier sur les toits que tel remède n'est pas bon et qu'il n'est qu'un leurre, tandis que, s'ils n'ont pas obtenu d'amélioration, c'est uniquement la faute de leur peu de stabilité. Dans ce cas, je n'hésite pas à dire à ces malades que ce qu'ils ont de mieux à faire, c'est de se préparer à la mort.

Avis au public.

En vertu d'un traité d'association passé sous la raison sociale : BARLERIN ET Cie, chimistes à Tarare (Rhône), j'ai confié le dépôt exclusif et général de ma Farine Mexicaine à M. R. Barlerin, pharmacien-chimiste, gradué en médecine, membre de l'Institut Polytechnique, de l'Académie nationale agricole, manufacturière et commerciale de France et membre de plusieurs sociétés savantes, etc., domicilié à Tarare (Rhône) ; je lui ai donné les droits et prérogatives exclusifs d'établir des dépôts de ma Farine dans toute l'étendue de l'Empire Français. C'est donc à MM. Barlerin et Cie, chimistes, que toutes les demandes de dépôt doivent être adressées.

Chaque boîte portera sur les étiquettes les signatures : *Benito del Rio, et Barlerin et Cie*. Dans le cas contraire, il y aurait contrefaçon, et je ne garantirais pas les bons effets de notre Farine.

Avis aux malades.

Mus par le désir de seconder de notre mieux le Doctor Benito del Rio dans la tâche honorable qu'il a entreprise de faire disparaître la phthisie pulmonaire, nous avons décidé d'établir des dépôts de Farine Mexicaine dans toutes les villes importantes de l'Empire Français, chez les principaux négociants en pharmacie. confiserie, droguerie, mercerie, quincaillerie ou épicerie, et même nous expédions par toute la France des boîtes de 1/2 livre mexicaine (1) de sa Farine, à toutes les personnes qui nous enverront 2 fr. 25 c. en timbres-poste.

De plus, nous fournirons gratis de la Farine Mexicaine à tous les indigents qui nous adresseront un certificat d'indigence délivré par le maire de leur commune respective ; il ne restera à leur charge que le port.

BARLERIN et Cie, chimistes,

A Tarare (Rhône),

Dépositaires généraux de la Farine Mexicaine en France.

(1) La demi-livre mexicaine pèse 250 grammes, poids français.

FIN.

TABLE DES MATIÈRES

SPÉCIFIQUE DE LA PHTHISIE.

FIN DE LA TABLE.

NOUVELLE MÉTHODE

Hygiénique et thérapeutique

POUR SE GUÉRIR SOI-MÊME

Dans un grand nombre de maladies

Procédés simples et faciles

Par le docteur MEYNIER

Médecin de Paris, etc.

10e ÉDITION

EN VENTE AUX MÊMES ADRESSES.

Contre 50 centimes en timbres-poste.

[T]ableau Mensuel

Conformément à la Demande de M.Mrs Barberin chimistes

Noms	Durée de la Maladie	Symptômes non héréditaires	Observations mensuelles. - Sur l'emploi de la farine Mexicaine commencé le 19 mars 1865
Michaud	2 ans 1/2	Vomissements de sang (de crachats de 11 jours en moyenne) toux amaigrissement crachats très abondants le matin, perte d'appétit gène dans la respiration surtout le soir, sommeil très agité avec réveil fréquent constipation de 2 ou 3 jours	du 19 au 23 Rien du 24 au 31 légère amélioration du 1er avril au 10 plus de constipation et meilleur sommeil du 11 au 20 grande amélioration appétit revenu bon sommeil sans interruption, peu de gène dans la respiration, peu de toux ainsi que d'expectoration

Saintes 22 avril 1865

Michaud

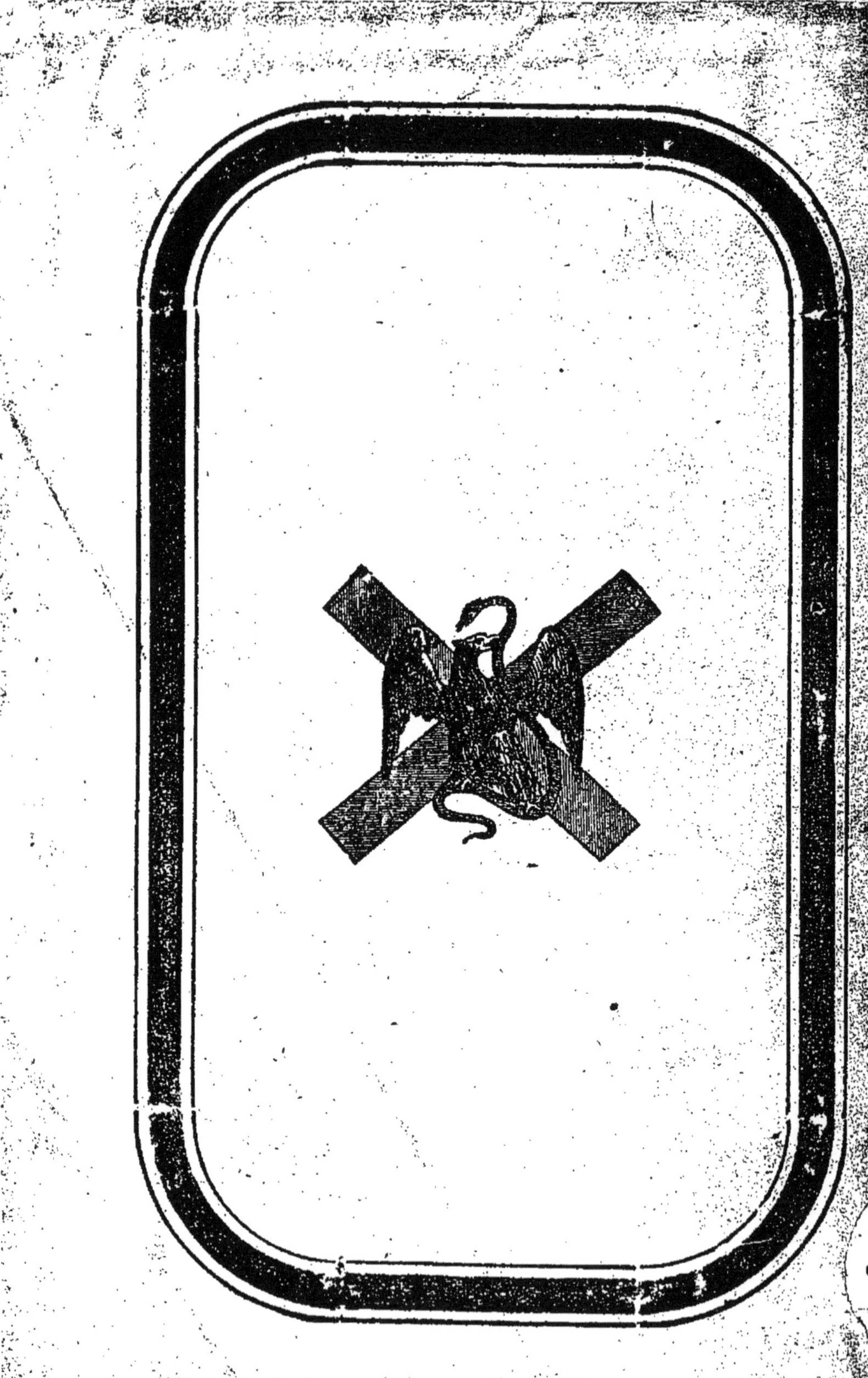

www.ingramcontent.com/pod-product-compliance
Ingram Content Group UK Ltd.
Pitfield, Milton Keynes, MK11 3LW, UK
UKHW021548260726
13993UKWH00002B/715